T14
32 C

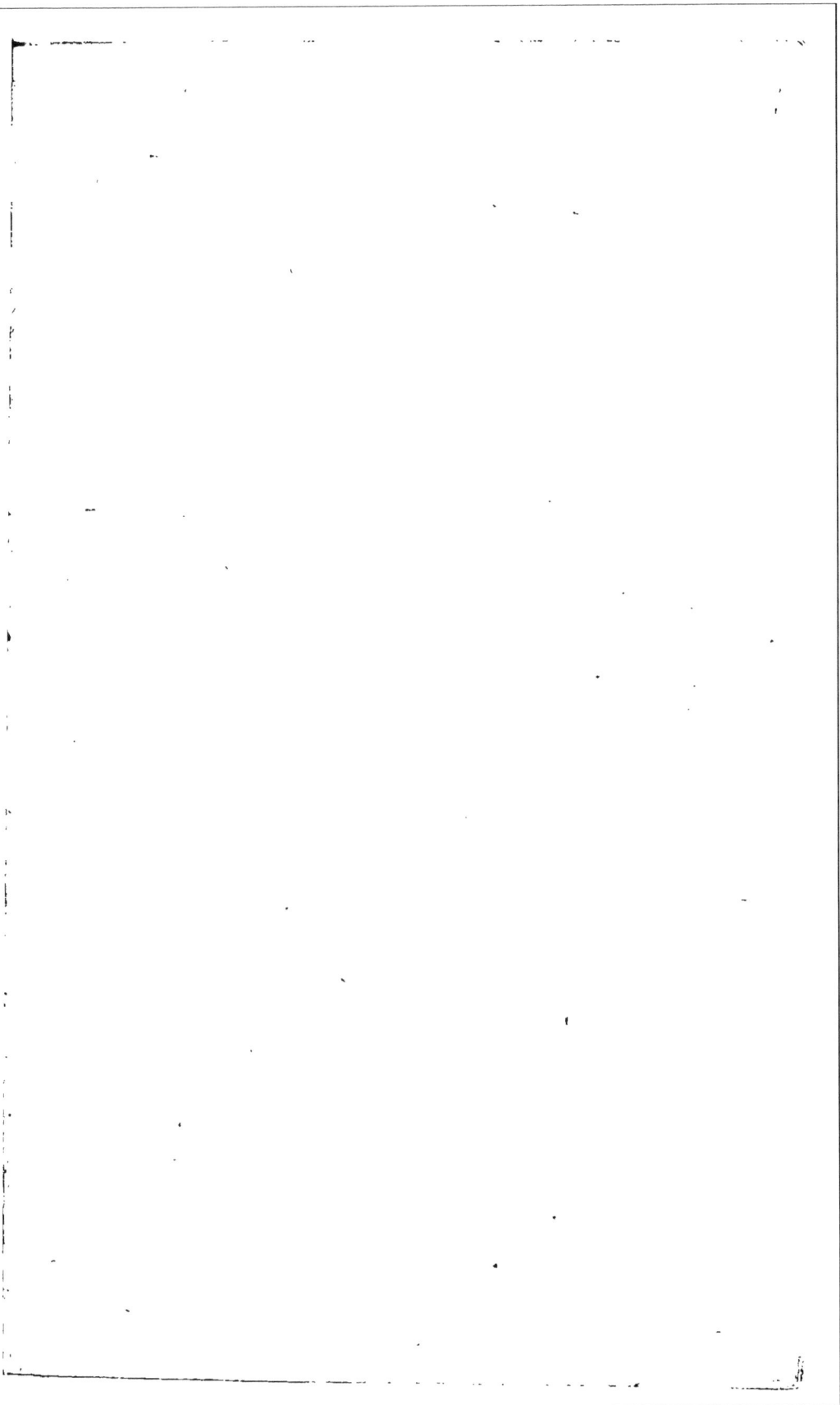

$T_c^{14} 32.$

MOYEN DE PRÉVENIR

ET D'ARRÊTER

LA CHUTE DES CHEVEUX

ET DE LES ENTRETENIR,

PAR VALLOIS,

ÉLÈVE DU COIFFEUR DE L'EMPEREUR,

AU GRAND HÔTEL DU LOUVRE A PARIS.

———⟨∘⟩———

CHAUNY,

IMPRIMERIE ET LITHOGRAPHIE B. GUILLAUME.

———⟨∘⟩———

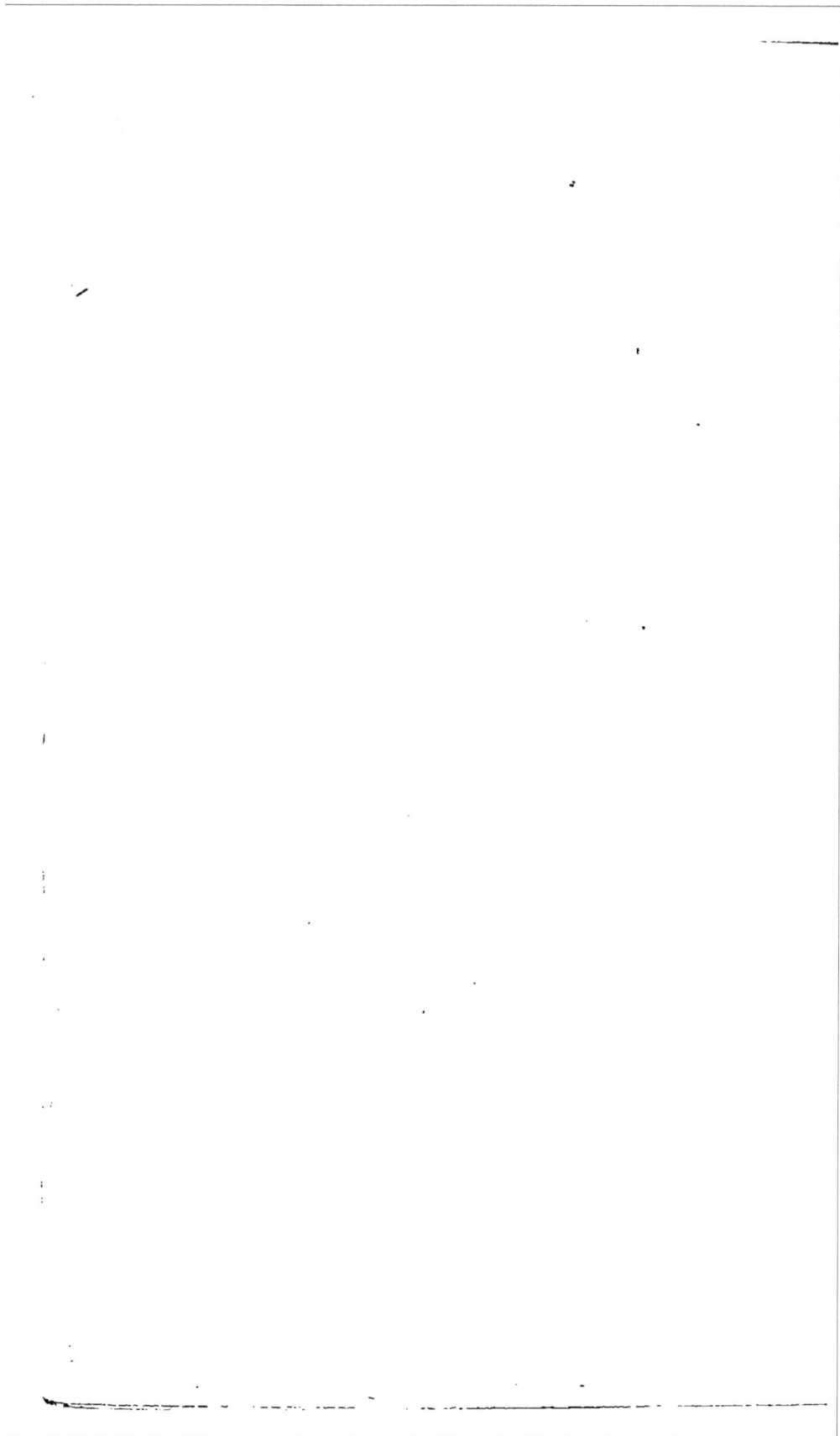

MOYEN DE PRÉVENIR

ET D'ARRÊTER

LA CHUTE DES CHEVEUX

ET DE LES ENTRETENIR.

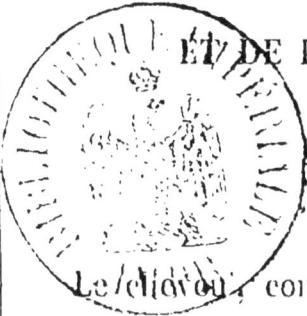

Le cheveu, comme on le voit, prend naissance dans une petite bulbe placée sous l'épiderme, au sein de laquelle est secrété une substance liquide qui l'alimente ; quand cette source vient à tarir ou à se vicier par suite de maladies, telles que les affections cutanées, qui attaquent plus directement les bulbes, soit par un travail de tête trop assidu, soit par la transpiration, le cheveu s'étiole comme une plante qui n'est plus dans son terrain et finit par tomber.

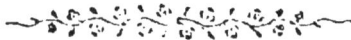

DE LA TRANSPIRATION.

La transpiration est la cause permanente de la chûte des cheveux ; quand elle a une action acide et corrosive ; elle atrophie les bulbes en viciant la sève. Dans ce cas, les cheveux sont desséchés, durs au toucher, poussent lentement ; les pellicules sont blanches, très adhérentes à l'épiderme.

En cet état, il faut éviter les astringents et les spiritueux, telles que les eaux athéniennes ou romaines, dont la base est l'alcool, les remèdes les plus efficaces, sont les corps gras, bien appliqués à la racine ; la moëlle de bœuf pure, sans rhum ni quinquina : il faut que cette pommade soit bien préparée et légèrement fluide.

Pour ce genre d'affection, il ne faut se servir du peigne fin que rarement ; son usage fréquent irrite l'épiderme, provoque les démangeaisons en attirant le sang à la peau, la tête s'exfolie plus après l'usage du peigne qu'auparavant.

Pour détacher les pellicules, appliquez du Cold-Cream le soir, à la racine des cheveux ;

ce remède a le double avantage de rafraîchir l'épiderme, et d'atténuer l'action corrosive de la transpiration.

Le matin, servez-vous d'une brosse à longues soies, coupées inégalement, pour qu'elles pénètrent bien à la racine, afin d'enlever tout ce qui s'en détache.

Quand la transpiration est plus abondante, qu'elle exhale une odeur désagréable et laisse sur la peau une épaisse couche brune et huileuse, si elle n'atteint pas le principe vital des cheveux elle dilate et amolit l'épiderme.

Le cheveu prend bien sa sève dans la bulbe; mais il n'acquiert sa solidité sur la tête qu'en traversant le cuir chevelu.

Dans ce dernier cas, ayez recours aux astringents, à la pommade tonique, au rhum, au quinquina, aux eaux athéniennes qui resserrent l'épiderme et enlèvent l'odeur désagréable des cheveux.

Evitez surtout que les astringents ne soient trop forts, c'est le remède qu'il faut administrer avec le plus de discernement et de précaution; car sans cela il y aurait plusieurs résultats fâcheux, dont le moindre serait la perte totale des cheveux en arrêtant la transpiration. Il déterminerait alors des accidents très-graves pour la santé. Quant à la suite d'une grande maladie, les cheveux tombent sans effort et viennent dans le peigne de toute leur longueur et à toute heure de la journée, il ne faut pas hésiter à les faire couper courts ou à les faire raser. L'action du rasoir dégage l'épiderme de toutes les pellicules qui paralysent le développement des cheveux.

Il est facile de comprendre que les bulbes ont moins d'efforts à faire pour alimenter un petit cheveu qu'un grand : en n'agissant pas ainsi, on s'expose à déssécher et à détruire complètement les bulbes.

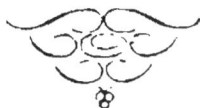

LES CHUTES PÉRIODIQUES.

C'est principalement en automne que les cheveux tombent davantage ; cette chute est la conséquence des grandes chaleurs de l'été, elle n'est jamais bien sérieuse : il est cependant nécessaire de prendre la précaution que j'indique plus haut suivant la nature des cheveux. J'ajouterai qu'il ne faut pas se peigner en sortant du lit, car les pores sont ouverts par la chaleur, et le peu de sécrétion qu'elle provoque. Il faut laisser les cheveux exposés à l'action de l'air qui raffermit la peau. Les cheveux qui tombent le matin ne tomberaient pas à midi. Il faut changer et renouveler les raies, rafraîchir les cheveux en les coupant, éviter l'eau de mer qui les poisse et finit par en altérer la nuance ; avec ces quelques précautions vous en arrêtez la chute.

Évitez surtout les compositions prétendues infaillibles, si prodigues sur l'étiquette et si nulles en résultats, qui prétendent faire pousser les cheveux sur les têtes chauves depuis longtemps, et les empêcher de blanchir. Quand la calvitie est venue lentement, graduellement, aucune eau ni pommade ne peuvent faire revenir les cheveux. J'ai suivi les nombreuses expériences faites par les meilleurs docteurs de Paris; des médecins qui se sont le plus spécialement occupés de la maladie des cheveux, ils nous ont démontré que rien ne pouvait être raisonnablement tenté. L'on peut bien prévenir et arrêter la chute; mais voilà seulement ce qui est possible.

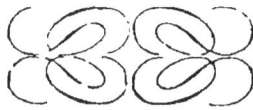

DES CHEVEUX TRIFIDÉS.

Les cheveux sont composés de différents petits filaments, qui, en sortant des bulbes, passent dans un petit oignon, contenant une huile qui leur donne la couleur et les réunit en un seul cheveu. Quand cette huile est appauvrie ou épuisée par la grande longueur des cheveux, la nuance jaunit et devient plus claire à l'extrémité, et les cheveux deviennent fourchus ou trifidés.

Le principe qui les unissait, leur fait défaut, il est facile de s'en apercevoir, le peigne éprouve de la résistance quand il arrive à la pointe.

Il faut alors les rafraîchir, en les coupant souvent du bout. Ne pas mettre de bandoline, car, de même que tous les mucilages, elle dessèche les cheveux et en altère la nuance ; ne pas se servir d'huile antique pour cette nature de cheveux, mais employer de la pommade bien onctueuse appliquée dans toute la longueur des cheveux ; elle garantira la nuance contre l'action de l'air.

SUR LE DANGER D'ÉPILER.

Vous croyez arracher un cheveu blanc, vous détruisez quatre cheveux noirs: ce chiffre n'est pas exagéré. Je vais le démontrer. Les cheveux fins en sortant des bulbes, n'ont pas la force de percer l'épiderme directement ; ils glissent obliquement et sortent à un centimètre et souvent plus, de leur point de départ. Vous croyez l'arracher, vous ne faites que le casser, seulement la secousse que vous lui imprimez détruit ou ébranle les bulbes voisines près desquelles il passe.

Les cheveux gros et d'une nature un peu rude, s'arrachent plus facilement et percent directement, ils ont moins de racine. Quand ils blanchissent ils redeviennent comme les cheveux d'enfants, ils reprennent leur nature frisante, et perdent leur principe adhérent.

Aussi rien de difficile à fixer comme les cheveux des vieillards et desenfants. J'engage donc à ne pas s'épiler, à ne pas se servir de poudre, ni de pommade épilatoire qui brûlent et font cicatrice.

SOINS A DONNER AUX CHEVEUX

POUR FAVORISER LEUR DÉVELOPPEMENT.

Chez les enfants du premier âge, si vous avez laissé venir le chapelet, il faut bien éviter d'en violenter la chute, vous détruiriez les cheveux pour toujours ; quand vous voyez qu'ils s'écaillent, appliquez le soir, à la racine des cheveux, soit du Cold-Créam, soit de l'huile d'amande douce, et ensuite brossez ceux-ci légèrement avec une brosse en sanglier blanc. Pas de brosse en chien dent, elles arrachent le petit duvet qui se trouve à la racine, et qui, avec le temps, se développe et prend de la force. Ne pas laisser les cheveux longs aux enfants, les couper fréquemment ; les bulbes n'étant pas formées, vous les appauvririez.

Pour les petites filles, arrivées à l'âge de cinq ans, six ans au plus, il faut cesser de les couper à la Titus. Conservez une demi longueur en faisant un petit bandeau par dessus l'oreille et les coupez ras du col. Ce mode de coupe que j'ai adopté pour les enfants qui me sont confiés, a le double avantage de ne pas fatiguer les bulbes et de rendre les soins des cheveux faciles, en les lissant aisément. Vous empêchez ensuite les épis de se former, ce qui est très-important, car pour éviter cet inconvénient, l'on est souvent obligé de faire la raie de côté, ce qui détruit l'harmonie de la coiffure.

A douze ans, vous les laisserez pousser et à quinze ou seize ans, les cheveux seront dans toute leur vigueur et leur beauté : du reste, la couleur n'est bien accusée qu'à cet âge, les cheveux plus jeunes sont toujours nuancés.

C'est exposer leur beauté que de les laisser pousser plus tôt. En agissant ainsi, vous les voyez tomber sans cause apparente, et une jeune personne est privée de ses cheveux à l'âge où il lui serait le plus agréable d'en jouir.

Il faut changer les raies fréquemment, tourner les cheveux et les relever, les fixer avec un peigne, ne jamais se servir du cordon, qui arrache les cheveux en les tirant directement sur la racine, ce qui donne à la coiffure un cachet de mauvais goût et dépouille les cheveux par place ; toutes les personnes qui se trouvent ainsi dépouillées de leurs cheveux, le doivent ou bien à ce qu'elles les ont trop serrés avec un cordon, ou bien à ce qu'elles ont fait usage de mauvais peignes, à papillottes, ou bien enfin à ce qu'elles ont laissé les raies trop longtemps dans la même position ; car les dames ont l'avantage de ne devenir jamais chauves : elles perdent généralement leurs cheveux dans la même proportion sur toute la tête ; on ne leur verra jamais le sommet de la tête entièrement dégarni comme chez les hommes, ou, s'il en est ainsi, c'est au manque de soins que je viens de signaler qu'elles le doivent.

Voilà, sans charlatanisme, les seules précautions à prendre pour conserver les cheveux, et ce quol dix années d'expérience m'ont démontré.

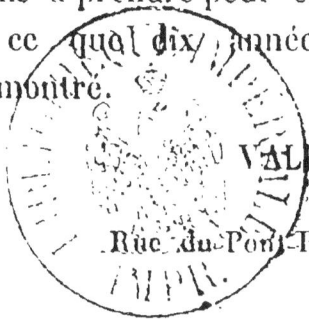

VALLOIS, Coiffeur,

Rue du Pont-Royal, 28, à Chauny.

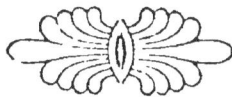

CHAUNY. — IMP. B. GUILLAUME.

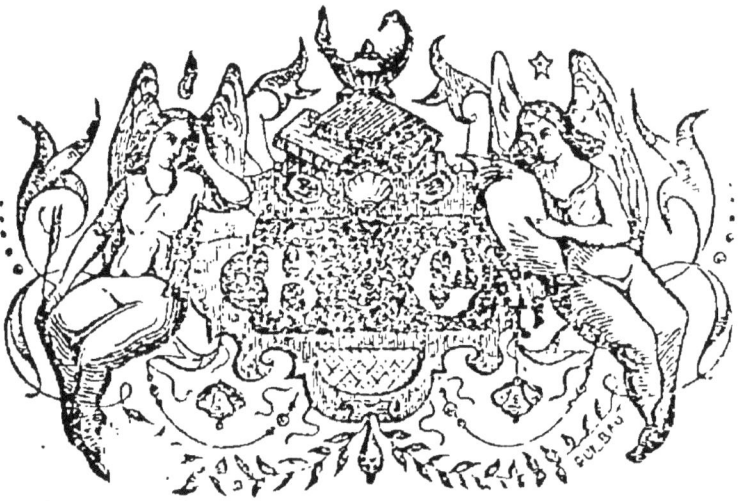